NÉPHRECTOMIE

GUÉRISON

PAR

A. LE DENTU
Agrégé de la Faculté,
Chirurgien de l'hôpital Saint-Louis.

PARIS
ASSELIN ET HOUZEAU,
LIBRAIRES DE LA FACULTÉ DE MÉDECINE
Place de l'École-de-Médecine.

1885

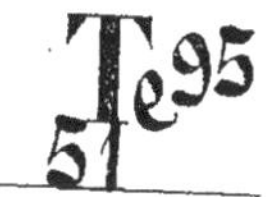

NÉPHRECTOMIE

GUÉRISON

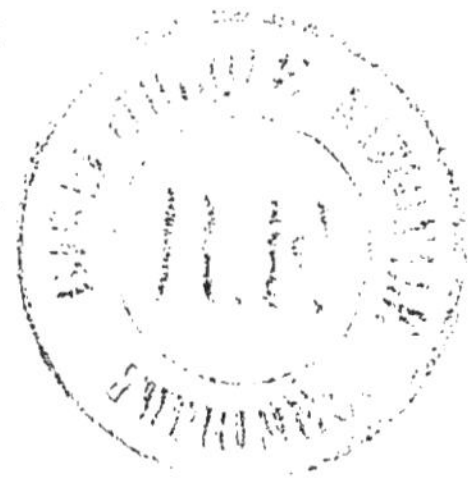

PAR

A. LE DENTU
Agrégé de la Faculté,
Chirurgien de l'hôpital Saint-Louis.

PARIS
ASSELIN ET HOUZEAU,
LIBRAIRES DE LA FACULTÉ DE MÉDECINE
Place de l'École-de-Médecine.

1885

NÉPHRECTOMIE

DANS UN CAS DE FISTULE URINAIRE INGUINALE

CONSÉCUTIVE A L'INCISION D'UNE HYDRONÉPHROSE.

GUÉRISON

L'observation que voici résume l'histoire d'une hydronéphrose depuis son début jusques et y compris l'extirpation du rein malade (1).

C'est au mois de mars 1875 que je fus appelé pour la première fois auprès de M. G..., artiste dramatique, alors âgé de 32 ans ; c'est au mois d'avril 1881 que je lui pratiquai la néphrectomie.

Les divers accidents qui ont précédé ma première intervention valent la peine d'être relatés.

Au mois d'avril 1874, M. G... eut une angine simple, et presque en même temps il éprouva dans le flanc gauche des douleurs accompagnées de vomissements.

En décembre de la même année, crise de la même nature, à cela près que les douleurs s'étaient déplacées et avaient gagné la région épigastrique profonde.

(1) Une partie de ce travail a fait l'objet d'une communication à l'Académie de médecine, dans la séance du 15 novembre 1881, et a été insérée dans les *Arch. de méd.* (juin 1884, p. 641).

M. G... fait alors à la Maison municipale de santé un séjour de trois semaines, pendant lequel on le traite pour une néphrite.

Le 6 janvier 1875 il se déclare un frisson qui dure une heure et qui est suivi d'une fièvre presque continue. Dans la pensée que le malade est menacé d'un abcès périnéphrétique, M. Siredey le renvoie à la Maison de santé. Au bout d'un mois et demi, cette menace semble avoir avorté. Il n'y a pas de collection liquide constatable dans le flanc gauche, qui cependant continue à être le siège de douleurs assez vives. Celles-ci envoient des irradiations dans la jambe du même côté.

Le 5 mars 1875 seulement, M. Siredey découvre dans le flanc gauche une tumeur liquide. Je constate, à mon tour, le surlendemain, qu'elle descend jusque vers le ligament de Poupart, qu'une bosselure saillante et très molle s'élève immédiatement au-dessus du pli inguinal, que la fluctuation se sent nettement jusqu'à 8 centimètres en dedans de l'épine iliaque, et je tombe d'accord avec M. Siredey sur la nécessité de l'incision de cette tumeur, quelle que soit la nature de son contenu, pour mettre fin sans délai à des souffrances datant de quatre mois.

Une incision de 3 centimètres, pratiquée sur la bosselure signalée plus haut, donna issue à une quantité considérable d'un liquide tout à fait séreux, légèrement citrin, auquel se mélange a bientôt du sang en assez grande abondance pour en modifier notablement les caractères physiques et chimiques.

Un long tube à drainage fut placé dans la poche aussi profondément que possible.

Pendant une dizaine de jours, il ne s'en échappa guère que du sang altéré; durant cette période, des phénomènes fébriles intenses résultèrent de la résorption des substances putrides retenues dans le foyer. A l'écoulement de sang succéda bientôt un écoulement purulent, indice certain des modifications de la paroi survenues depuis l'ouverture de cette vaste poche. Je commençais à espérer une oblitération graduelle à la suite d'une suppuration franche, lorsqu'un incident nouveau vint entraver la cicatrisation.

Le onzième jour après l'incision, le malade m'annonça qu'il passait de l'urine par la plaie. Au bout de peu de jours j'en recueillis jusqu'à 400 grammes qui s'étaient échappés en 24 heures par la voie anormale, quantité presque égale à celle qui avait été rejetée au dehors par le canal de l'urèthre.

Les analyses comparatives suivantes offrent un tableau fidèle des différences des deux urines :

Urine de la vessie.	*Urine de la fistule.*
Dépôt nul.	Dépôt notable.
Réaction acide.	Réaction alcaline.
Densité : 1015.	Densité : 1040.
Matières fixes : 32.	Matières fixes : 48.
Urée : 8 gr. 426.	Urée : 7 gr. 686.
Acide urique : 0, 301.	Acide urique : traces.
Albumine : 0.	Albumine : quantité notable.

Cependant la quantité d'urine fournie par la fistule alla en diminuant peu à peu, si bien qu'au bout de quelques mois le malade put reprendre sa profession d'artiste dramatique, à condition de maintenir constamment un tube à drainage dans le trajet et de renouveler plusieurs fois par jour le pansement, dont il lui était impossible de se passer.

Mais, dès le commencement de 1881, sa situation cessa d'être tolérable. Des engorgements réitérés, occasionnant des abcès très douloureux dans la fosse iliaque, de violents accès de fièvre, portèrent rapidement atteinte à sa santé. L'amaigrissement avait fait de tels progrès que cette série d'accidents devait à bref délai aboutir à la mort.

Dans ces conditions il m'était permis de parler au malade de l'extirpation du rein. Il comprit sans peine qu'en supprimant la source de l'écoulement urineux, je couperais court aux complications graves que ce dernier occasionnait sans cesse. Après quelques heures de réflexion, il me supplia de le débarrasser de ses souffrances, me déclarant qu'il se remettait entre mes mains avec une entière confiance.

Je résolus d'intervenir sans retard, mais *a priori* il me paraissait peu probable que l'extirpation du rein pût se faire d'une façon régulière. Il était à craindre que cet organe, dilaté, enflammé comme il l'était, n'eût contracté des adhérences étendues avec le péritoine. Il y avait des chances pour que le hile, traversé par le goulot de la portion abdominale de l'hydronéphose fût difficile à saisir dans une ligature. Enfin, la poche elle-même pouvait présenter des diverticulums profonds, placés hors de la portée des doigts et des instruments.

En prévision des difficultés que mes réflexions me permettaient de prévoir, je me tins prêt à exécuter un des trois plans opératoires que voici :

1° Dans le cas où je trouverais le rein bien isolé des tissus voisins, non adhérent au péritoine, j'en ferais l'extirpation aussi complète que possible.

2° En cas d'adhérences fortes et étendues, je tâcherais de jeter une ligature autour du hile, de manière à tarir la sécrétion urinaire en supprimant l'arrivée du sang dans le rein.

3° Enfin, si je rencontrais une grande poche communiquant avec la fistule, je me contenterais, faute de mieux, de faire le drainage du trajet dans toute sa longueur, de la région lombaire vers le pli inguinal, afin de prévenir les engorgements inflammatoires, tout en laissant persister l'écoulement d'urine.

C'était, comme on le voit, faire largement la part de l'imprévu.

Opération. — Je procédai à l'opération le 14 avril 1881, à la maison des frères Saint-Jean-de-Dieu, en présence de MM. les Drs Barbeu-Dubourg et Coudray de Lauréal, et de MM. Auvard et Boiteux, internes des hôpitaux.

Le malade étant profondément anesthésié, je fis avec le couteau galvanique, le long du bord externe de la masse sacrolombaire, une longue incision d'environ 12 centimètres, débordant par en haut la douzième côte et par en bas la crête iliaque. Au lieu de rechercher à dessein le bord externe du muscle carré crural, je trouvai tout avantage à passer au travers, à en exciser même un fragment, afin de me ménager une voie plus large jusqu'au rein et de l'aborder franchement par sa face postérieure. Après avoir lié deux ou trois vaisseaux de quelque importance, j'incisai le dernier plan aponévrotique et j'aperçus le tissu graisseux constituant ce qu'on appelle la capsule graisseuse du rein.

C'était déjà bon signe. Il était présumable que le rein n'était pas adhérent. Je m'en assurai en déchirant cette graisse avec un instrument mousse et avec le doigt indicateur de la main gauche. Au fond de la déchirure apparut bientôt la face postérieure de l'organe. Je suivis cette face jusqu'au bord externe, que je contournai de manière à décortiquer à son tour la face antérieure, puis les deux extrémités, le tout avec les précautions nécessaires pour ne pas rompre les branches artérielles volumineuses que l'on rencontre quelquefois au milieu du tissu graisseux, branches de l'artère rénale qui, au lieu de pénétrer dans l'organe au voisinage du hile, se portent au loin et ne s'enfoncent dans la couche corticale qu'après un trajet de plusieurs centimètres.

Après avoir complètement isolé le rein, je reconnus qu'il était mollasse dans une grande partie de sa hauteur et qu'il semblait perdre de son volume à mesure que je le comprimais, sans doute parce que je refoulais dans la partie inférieure de la poche pathologique l'urine et le pus qu'il contenait.

Le pédicule était au moins deux fois aussi volumineux que dans l'état normal, et ne se réduisait guère par la pression des doigts. Les battements de l'artère rénale ne se percevaient pas nettement.

Cette augmentation de volume du hile ne pouvait rendre absolument impossible l'application d'une ligature, mais je devais m'attendre à certaines difficultés pour bien placer le fil. En vain j'essayai de dégager les vaisseaux et le bassinet des tissus fibreux au milieu desquels ils étaient plongés ; il fallut m'arrêter devant une trop grande résistance. D'ailleurs j'avais le rein tout entier sous la main ; c'était tout ce qu'il fallait.

Pour passer un fil double de fort catgut autour du pédicule, j'essayai de divers instruments ; je n'y arrivai qu'au moyen d'une grande aiguille courbe semi-circulaire de quatre à cinq centimètres de rayon. Ce ne fut qu'avec des pinces que je pus convenablement serrer le fil, à cause de la profondeur de la plaie. Malheureusement la ligature glissa, et au lieu d'embrasser le hile proprement dit, elle se plaça sur la portion inférieure du rein, celle justement qui semblait saine.

Il fallut en appliquer une autre, ce qui fut fait assez rapidement, toujours grâce à l'emploi de la grande aiguille courbe. Alors j'excisai avec des ciseaux tout ce qui dépassait les deux ligatures, et je laissai en place la portion de rein qui se trouvait comprise entre elles. Je ménageai ainsi un point d'appui à la ligature la plus profonde; autrement, elle aurait pu glisser comme la première, d'où une hémorrhagie qui n'aurait pas manqué d'être rapidement mortelle.

L'excision de l'organe ne put se faire d'un coup, mais en trois fois. Deux des sections avaient porté sur la portion désorganisée, la troisième sépara du tronçon laissé en place un fragment de substance rénale tout à fait saine, sur lequel on distinguait nettement les deux substances. La portion désorganisée. qui représentait environ les trois quarts supérieurs du rein, consistait en une sorte de coque mollasse dont la paroi avait à peine un demi-centimètre d'épaisseur. Les deux substances ne s'y voyaient plus distinctement. Les tubuli avaient à peu près entièrement disparu ; ils étaient remplacés par de la graisse infiltrée sous forme de traînées ou d'îlots disséminés. La face interne de cette paroi était tapissée par une membrane fibreuse que la suppuration avait rendue irrégulière, tomenteuse, comme une membrane pyogénique.

L'excision avait été aussi complète que l'avaient permis les circonstances. Sauf la petite portion du tissu sain comprise entre les deux ligatures, tout le rein avait été extirpé. On sait, du reste, qu'il est de règle de faire porter la section sur l'organe lui-même, à quelque distance de la ligature, et non sur le hile. Mon opération rentrait donc à peu de chose près dans les conditions communes, et je pouvais compter que la mortification ou la suppuration du fragment laissé en place le priverait à tout jamais de ses propriétés sécrétantes.

On a vu que je n'ai pas eu besoin de faire la résection partielle de la douzième côte pour faciliter la décortication et la ligature. Si cette opération complémentaire avait été nécessaire, je n'aurais pas hésité à la pratiquer, quoique je pense qu'en général il vaut mieux ne pas ajouter cet autre traumatisme à celui que cause l'opération principale.

Je m'occupai, pour terminer, de la fistule inguinale. Après en avoir débridé l'orifice avec les précautions qu'exigeait le voisinage très proche des vaisseaux iliaques, j'y introduisis l'index de la main gauche avec force, de manière à dilater le trajet aussi loin que possible. Sa paroi était d'une fermeté telle que j'en conçus quelques inquiétudes relativement à sa cicatrisation complète dans l'avenir. En tout cas j'acquis la certitude que plusieurs mois s'écouleraient avant que cette heureuse terminaison se produisît. Je fis avec précaution un certain nombre de débridements superficiels au moyen d'un petit bistouri boutonné et je promenai le thermo-cautère sur toute la portion accessible.

Un gros tube à drainage de plus de 20 centimètres de long fut laissé en place.

Pendant toute l'opération, un pulvérisateur à vapeur avait fonctionné régulièrement. Le pansement fut fait avec de la gaze phéniquée, à partir de l'opération jusqu'à la cicatrisation de la plaie lombaire.

Suites de l'opération. — La première journée fut mauvaise. L'opéré, après avoir beaucoup souffert pendant deux ou trois heures, recouvra un certain calme, mais sa faiblesse était telle que les mouvements qu'on lui imprimait déterminaient presque infailliblement une syncope. Il en eut ainsi trois ou quatre avant six heures du soir. Quand je le revis, à la fin du jour, son visage était pâle, sa voix presque éteinte. Il se plaignait d'une soif ardente. Le pouls, ondulant et facilement dépressible, battait 144 fois à la minute. La respiration était haletante. Le malade avait vomi le peu de boisson qu'on lui avait donné.

Le lendemain 15 avril, je comptais 120 pulsations à onze heures, 140 vers sept heures. Cependant le thermomètre marquait 38,2. Ce contraste entre la température et le pouls persista les jours suivants, d'où un rapprochement à faire entre les suites immédiates de la néphrectomie et de l'hystérectomie.

Le 17, au matin, 36,9; le soir, 38,5.

A la suite d'une élévation graduelle, le thermomètre marquait, le soir du sixième jour, 39,2 et se mit à redescendre très régulièrement à partir de ce jour. Au quatorzième jour il était revenu définitivement à 37°.

Le pouls, après avoir oscillé plusieurs jours entre 120 et 130, retomba peu à peu à 110, 100, 90 pulsations.

Pendant les deux premières semaines, la plaie lombaire donna issue à un liquide noirâtre, sanieux, mais non fétide, chargé de détritus. Puis elle se couvrit de bourgeons charnus et se rétrécit rapidement. Deux tubes à drainage placés profondément facilitaient l'écoulement du pus.

La cicatrisation fut absolument complète en soixante jours.

Du côté de la fistule inguinale, tout se passa conformément à mes prévisions. Le jour même de l'opération, tout écoulement d'urine fut supprimé, mais il se produisit, à la suite des cautérisations au thermocautère, une réaction inflammatoire de quelque intensité suivie d'une suppuration abondante.

Peu à peu la suppuration diminua, et, au bout de six mois, elle était réduite à quelques gouttes par jour. Par précaution, et pour éviter des engorgements dans la portion inaccessible du trajet, j'y maintenais encore un tube d'un très petit calibre, de 10 à 12 centimètres de longueur, qui put ensuite, sans le moindre inconvénient, être diminué de 3 centimètres.

Il était intéressant d'étudier avec soin les caractères de l'urine à partir du jour de l'opération.

Pendant quarante-huit heures sa quantité ne dépassa guère 6 à 700 grammes, mais dès le troisième jour elle fut de 600, et, au quatrième, de 1,000 grammes.

Le fonctionnement compensateur du rein droit avait donc rapidement assuré l'élimination des produits excrémentitiels dont la rétention dans le sang est incompatible avec la vie.

La densité, la couleur de ce liquide étaient normales ; il ne contenait pas d'albumine.

Au sixième jour il s'était produit du ballonnement du ventre et de la rétention d'urine, mais dès le lendemain cet incident avait déjà pris fin.

État de l'opéré, le 15 novembre 1881 (1). — La cicatrice lom-

(1) Jour de ma communication à l'Académie de médecine.

aire, légèrement déprimée, ne présente rien de particulier.

La fistule urinaire ne fournit plus que quelques gouttes de sérosité purulente en vingt-quatre heures. De ce côté, il n'y a plus ni engouement du trajet, ni abcès au voisinage de l'orifice ou dans la profondeur du bassin, ni écoulement d'urine fétide et irritante, ni souffrances entravant à chaque instant les occupations du malade, ni fièvre épuisant ses forces et augmentant chaque jour son émaciation.

Bien au contraire, l'état général est excellent, le visage respire la santé la plus florissante; un certain embonpoint a succédé à la maigreur excessive des derniers mois d'avant l'opération.

Revenu à une existence à peu près normale, sauf la persistance de la fistule, qui du reste ne fournit qu'un écoulement peu abondant, M. G... a pu faire, au commencement d'octobre, une brillante rentrée sur la scène où il s'était déjà signalé antérieurement.

État de l'opéré, le 9 décembre 1884 (1). — L'état général continue à être aussi satisfaisant que possible. Aucun trouble n'est survenu dans la santé de M. G... depuis l'année 1881.

Il s'est débarrassé de son tube au mois de février 1883 ; immédiatement l'orifice s'est fermé et toute sécrétion s'est tarie. Il est bien certain que le drain aurait pu être enlevé plus tôt; mais, par un excès de prudence qu'on ne saurait blâmer, l'opéré avait mieux aimé le garder bien au delà de l'époque où l'écoulement purulent était devenu à peu près nul.

En fait, et sans tenir compte de cette circonstance, qui a retardé le jour de la guérison absolue de la fistule, cette dernière n'a été entièrement oblitérée que vingt-deux mois après l'extirpation du rein, quoique l'écoulement de l'urine eût été supprimé dès le premier jour. On ne s'en étonnera guère, si l'on veut bien se rappeler que des diverticulums multiples s'étaient développés dans la fosse iliaque et vers le petit bassin, et que les parois du trajet étaient d'un tissu fibreux, dur et résistant

(1) Jour de sa présentation à l'Académie de médecine.

comme du parchemin. Plusieurs mois n'ont pas été de trop pour en modifier avantageusement la texture.

Il n'est point douteux que les débridements au bistouri et les cautérisations au thermo-cautère aient puissamment contribué à cette heureuse, bien que tardive, terminaison. On peut même se demander si elle se fût produite spontanément par le seul fait de la suppression de tout écoulement urineux. Quoi qu'il en soit, il y a une autre circonstance, dont l'influence a dû être considérable, c'est la déclivité de l'orifice, situé dans la région inguinale, par rapport au trajet qui remontait sans doute assez directement vers le hile du rein.

La cicatrice lombaire, un peu étalée en largeur et parallèle au bord externe de la masse musculaire sacro-lombaire, est tout à fait plane. La région, sonore à la percussion, se laisse facilement déprimer par la pression des doigts. Il n'y a cependant pas, dans ce point, de menace d'éventration.

Dans l'aine gauche existe une cicatrice creusée en entonnoir. La palpation un peu forte de l'abdomen du même côté détermine sur elle une traction que l'opéré sent nettement et qui devient pénible si l'on exagère la pression.

Sécrétion urinaire. — La sécrétion de l'urine est normale comme quantité et comme qualité. Il s'en forme 12 à 1500 gr. en vingt-quatre heures.

L'analyse suivante, que je dois à l'obligeance de M. Wuhrlin, pharmacien, offre un réel intérêt :

Liquide limpide, d'une coloration jaune foncé; réaction acide.
Densité : 1025.

Par l'évaporation, on obtient par litre 57 gr. 25 de matières solides, qui se répartissent de la manière suivante :

Urée	25, 45
Acide urique	1, 34
Acide phosphorique combiné à la chaux, à la soude et à l'ammoniaque	3, 28
Sulfates alcalins	4, 15
Chlorures alcalins	2, 82
Matières extractives	20, 21
Total	57, 25

Rien d'anormal au microscope.

Malgré son séjour à une température de 15° pendant trois jours, l'urine n'a subi aucune altération et paraît indemne de tout ferment.

Il est donc certain que le rein droit suffit à la fonction urinaire, grâce sans doute à l'hypertrophie compensatrice qui a dû s'y développer, non pas seulement depuis le jour de l'opération, mais bien auparavant, à partir du moment où le rein gauche a commencé à se désorganiser en grande partie.

Délimitation du rein droit. — Il eût été intéressant d'établir par un examen approfondi les limites de cette hypertrophie. J'ai prié le professeur Damaschino de s'associer à moi pour cet examen. Nous avons malheureusement reconnu ensemble qu'il était impossible, par la palpation ou par la percussion, de délimiter le rein droit assez rigoureusement pour arriver à une opinion précise à cet égard.

Nous avons donc été réduits à l'admettre au nom de la physiologie pathologique des lésions unilatérales des reins et de l'expérimentation sur les animaux.

Examen du cœur et du pouls. — Enfin notre attention s'est portée sur le cœur et sur le système artériel. Nous nous étions posé la question de savoir si un certain degré d'hypertrophie du muscle cardiaque avait été la conséquence de la suppression

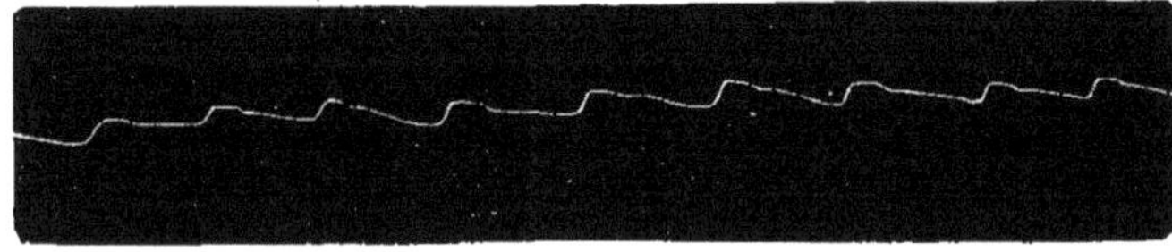

d'un rein et de l'hypertrophie compensatrice de l'autre ; si, en un mot, la théorie de Traube relative à la corrélation de l'hypertrophie cardiaque avec la néphrite interstitielle et reposant tout entière sur l'augmentation de la tension artérielle, pouvait trouver un argument dans l'état du cœur à la suite de la néphrectomie. Or le cœur nous a paru tout à fait normal au double point de vue anatomique et physiologique. Nous n'avons constaté ni un déplacement de la pointe du ventricule gauche (elle bat dans le 5e espace intercostal), ni une impulsion trop violente, ni bruit de souffle, ni claquement du second bruit, ni accélération des battements.

Le tracé sphygmographique inséré plus haut est rigoureusement normal. Il n'indique ni une tension exagérée, ni un fonctionnement irrégulier du système artériel. Il est négatif, relativement à un trouble quelconque de l'action du cœur.

L'opéré doit donc être considéré comme étant dans un état de santé absolument satisfaisant, et comme il y a plus de trois ans et demi qu'il est privé de l'un de ses reins, toute crainte relative à une influence occulte et lente de la grave opération qu'il a subie peut être légitimement écartée.

Paris. — A. PARENT, imprimeur de la Faculté de médecine, A. DAVY, successeur, 52, rue Madame et rue Monsieur-le-Prince, 14.

A LA MÊME LIBRAIRIE :

Paris. — A. PARENT, A. DAVY, successeur, imp. de la Fac. de méd ,
52, rue Madame et rue M.-le-Prince, 14.

www.ingramcontent.com/pod-product-compliance
Ingram Content Group UK Ltd.
Pitfield, Milton Keynes, MK11 3LW, UK
UKHW020503220726
13923UKWH00006B/2722